MOYENS

DE SE

PRÉSERVER DE LA SYPHILIS

(MALADIE SECRÈTE),

ET DE LA GUÉRIR

IMMÉDIATEMENT.

Précédés des notions les plus précises sur sa marche, sa propagation, etc.

OUVRAGE

MIS A LA PORTÉE DE TOUT LE MONDE.

Par **DIHUR** et **AMÉDA**,
Docteurs-Médecins.

Prix : 60 cent.

PARIS.
DESLOGES, Éditeur, 39, rue St.-André-des-Arts.

1847.

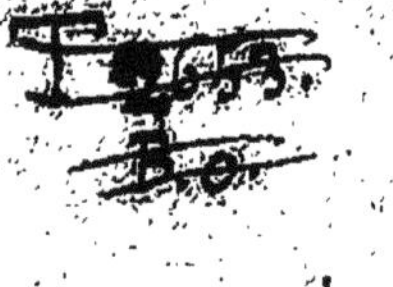

MOYENS

DE SE

PRÉSERVER DE LA SYPHILIS

(MALADIE SECRÈTE),

ET DE LA GUÉRIR

IMMÉDIATEMENT.

Ouvrage contenant les notions les plus précises sur sa marche, sa propagation, etc.

MIS A LA PORTÉE DE TOUT LE MONDE.

Par **DIHUR** et **AMÉDA**,
Docteurs-Médecins.

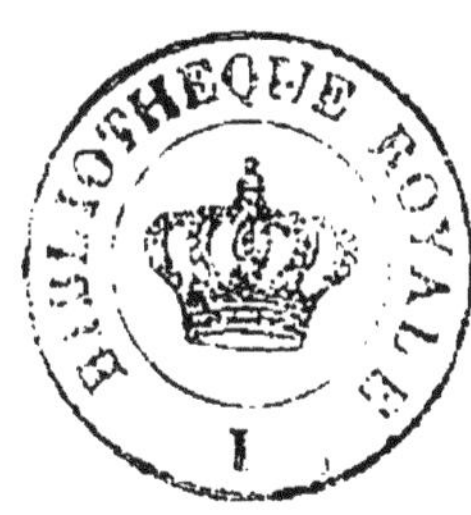

PARIS.
DESLOGES, Éditeur, 39, rue St.-André-des-Arts.

1847.

INTRODUCTION.

Au moment où les arts et les sciences se popularisent, grâces aux progrès incessants de la civilisation, la médecine, qui de jour en jour marche à la perfection, ne doit pas être la dernière à répandre ses lumières sur la société. Il est surtout important de mettre le public en garde contre les manœuvres coupables du charlatanisme, en propageant des idées saines et justes sur l'art de conserver la santé.

De toutes les maladies qui affligent l'espèce humaine, il n'en est pas de plus commune ni de plus hideuse que la vérole; ajoutons qu'il n'en existe pas une dont l'origine soit plus obscure et que la cupidité ait plus souvent exploitée.

Son traitement ayant dû être presque toujours secret, le charlatanisme, qui a partout usurpé le monopole, s'est plu à maintenir toute son histoire enveloppée d'un merveilleux et d'une obscurité que les travaux de quelques hommes consciencieux et éclairés ont à peine dissipés. Aujourd'hui encore, pour le vulgaire, il n'y a pas de progrès, car une foule de personnes sont intéressées au maintien de l'erreur. Nous espérons que plus les idées émises dans cet ouvrage se répandront dans le public, plus les empiriques distributeurs d'arcanes perdront de leur crédit, et plus aussi l'on verra diminuer le nombre de leurs victimes.

La vérole a beaucoup perdu des dangers qui l'avaient signalée autrefois. Violente vers la fin du 15e siècle, ainsi que dans les deux siècles suivants, et considérée alors comme pestilentielle, tant ses ravages étaient rapides et terribles, elle commença à se mitiger au 18e siècle, et perdit encore de son intensité au commencement du 19e; enfin, à l'époque où nous écrivons, mieux connue et mieux traitée, elle a singulièrement diminué de fréquence et perdu de sa gravité.

Les diverses phases de son histoire rendent bien évident le résultat du traitement et du régime. L'observation démontre, en effet, que le décroissement des maladies, considérées dans différents pays et à différentes époques, a toujours suivi les progrès de la civilisation et les améliorations survenues dans l'hygiène publique et privée; aussi peut-on raisonnablement espérer que la vérole finira par s'éteindre ou du moins par se circonscrire d'une manière remarquable, comme l'ont fait la lèpre, le scorbut et beaucoup d'autres maladies qui ont décimé les populations dans les temps de barbarie. D'après la connaissance plus exacte de l'affection qui nous occupe et de son mode d'évolution, il est permis de croire qu'on pourra limiter ses ravages. Cette entreprise, devenue plus facile depuis l'organisation d'une police médicale intelligente et active, présentera beaucoup de chances de succès, si on entreprend la noble tâche de décréditer les prôneurs éhontés de prétendus spécifiques, et d'éclairer le public sur la maladie vénérienne, sur le traitement qu'elle réclame, surtout sur l'emploi des moyens préservatifs et sur leur véritable manière d'agir.

Guidés par notre propre expérience et par de nombreuses observations recueillies chez les autres, engagés par la lecture des meilleurs livres sur cette matière et par les conseils des praticiens éclairés, encouragés, enfin, par l'analogie et le raisonnement, nous nous sommes décidés à publier ce travail. Nous n'offrons pas à nos lecteurs un de ces ouvrages scientifiques qui ne peuvent être compris que par les hommes de notre profession, mais simplement un petit traité à la portée des gens étrangers à la médecine; aussi, afin de nous rendre intelligibles, avons-nous adopté un langage clair et précis.

Ce travail se compose de trois parties distinctes.

La première partie comprend les notions les plus nécessaires sur les signes de la vérole et sur ses modes de propagation et de développement.

La seconde partie, la plus importante de l'ouvrage, traite des moyens préservatifs les plus efficaces de la vérole; nous y insistons d'une manière particulière, persuadés que leur emploi bien dirigé fera éviter presque toujours cette cruelle maladie.

Enfin, à ceux qui, ayant négligé ou mal suivi nos conseils, auraient eu le malheur de gagner le mal vénérien, nous proposons, dans une troisième et dernière partie, une méthode indiquée par les meilleurs chirurgiens, sanctionnée par beaucoup de recherches expérimentales, et dont l'application *opportune* amènera la destruction de la matière contagieuse dans le lieu où elle aura été déposée, et conséquemment empêchera une infection générale et tous les funestes accidents qui peuvent en être la suite.

Nous ne saurions croire qu'on puisse hésiter à divulguer le secret de ces précieuses ressources contre la vérole, dans la crainte de voir cette publication favoriser le libertinage;

car, en empêchant l'extension de cette connaissance, on laisse le champ libre à la maladie et à ses terribles conséquences. Il est donc prudent et avantageux d'indiquer les moyens de préserver le corps quand le cœur est entraîné. Aucune considération morale ne saurait exclure les méthodes dont nous proposons la pratique, car la saine morale n'est jamais en contradiction avec l'humanité.

Nous ne voulons pas terminer cette préface sans rendre un hommage public à M. Ricord, chirurgien de l'hôpital des vénériens. Homme bienveillant, savant praticien, habile professeur, observateur judicieux et écrivain distingué, il enseigne à ses nombreux élèves à traiter efficacement la maladie dont il fait connaître tous les secrets, et contribue puissamment aux progrès de la science. Élevés à son école, nous lui devons la plupart des idées émises dans cet ouvrage. Nous le prions de recevoir le témoignage sincère de notre estime et de notre reconnaissance.

CHAPITRE Ier.

CE QUE C'EST QUE LA VÉROLE. — SIGNES QUI LA FONT RECONNAITRE AU DÉBUT.

On entend par *vérole*, *syphilis* ou *maladie secrète*, cette affection que l'on contracte le plus ordinairement dans les rapports sexuels ou vénériens et qui apparaît d'abord dans les organes de la génération, bien qu'elle puisse naître dans d'autres circonstances ou débuter par tout autre endroit (1).

Que la vérole nous vienne d'Amérique ou qu'elle ait existé en Europe bien avant la conquête du Nouveau-Monde, toujours est-il que c'est une maladie essentiellement *contagieuse*, mais seulement par *contact*, comme nous le prouverons plus loin.

Les accidents vénériens paraissent infiniment

(1) Afin d'être compris par tout le monde, nous éviterons, autant que possible, tout emploi de termes scientifiques, pour leur substituer les dénominations les plus vulgaires.

variés de prime abord, mais appartiennent néanmoins à deux ordres bien distincts.

Le premier ordre renferme le *chancre* avec toutes ses conséquences d'empoisonnement général : bubons, ulcères, gonflement et carie des os, etc., dont la cause est le virus, le poison vénérien proprement dit.

Le second ordre comprend la *blennorrhagie* ou *chaudepisse* simple, *l'orchite* ou chaudepisse tombée dans les bourses, le gonflement des parties sexuelles, affections qui diffèrent des premières en ce qu'elles n'ont point pour conséquence redoutable un empoisonnement de toute l'économie.

CHANCRES. — Ces ulcérations vénériennes, variables en nombre et en étendue, paraissent ordinairement du troisième au sixième jour après des rapports avec une personne infectée, et débutent de la manière suivante : Sur la partie destinée à devenir le siége d'un chancre, on ressent une chaleur insolite, une démangeaison incommode. L'endroit affecté présente d'abord une petite tache rougeâtre inflammatoire et enfin un petit bouton dont le sommet blanchit, devient vésiculeux, comme une petite bulle, puis opaque comme une pustule, se déchire avec facilité et laisse écouler un peu de liquide roussâtre, purulent et très-âcre : le chancre est déjà formé. Le fond de cet ulcère apparaît tout rouge, se creuse de plus en plus circulairement et rend un pus grisâtre, visqueux, d'une odeur fétide. Si, dès l'apparition de cette tache ou de ce petit ulcère. on procède à sa destruction, en se conformant à une méthode très-simple qui sera indiquée bientôt, on obtient une guérison prompte et radicale; dans le cas contraire, le chancre, abandonné à lui-même, fait des progrès rapides, s'étend de plus en plus en largeur et en profondeur; sa surface prend une teinte grise ou blanchâtre, quelquefois lie de vin; ses bords deviennent rouges, durs, plus ou moins élevés, et ne tardent pas à être taillés à pic; enfin les parties circonvoisines s'engorgent et s'indurent : cette période de l'évolution du chancre a reçu le nom *d'induration;* on dit alors que le chancre est induré.

A ce degré, il est presque certain (les exemples des faits contraires sont bien rares malheureusement) que le virus syphilitique, absorbé et charrié par le sang, a infecté toutes les parties de l'économie, et que tôt ou tard, même au bout de plusieurs années, il annoncera un empoisonnement général, par une suite d'accidents divers, cortége hideux et terrible de la *vérole constitutionnelle.*

Les phénomènes de cette maladie se développent ordinairement dans l'ordre suivant : ulcères des parties génitales, de l'arrière-bouche, des lèvres, du nez, bubons ou poulains, pustules, excroissances, végétations, écoulements sanieux opiniâtres, taches sur plusieurs parties du corps, douleurs nocturnes des os, gonflement et carie des os, chute des cheveux, des ongles, contracture et tremblement des membres, cécité, surdité; enfin on observe une foule d'autres accidents qui minent la santé, rendent la vie insupportable et amènent quelquefois la mort.

CHAUDEPISSE. — Blennorrhagie, urétrite, échauffement, écoulement : ces différents mots désignent la même maladie; heureusement celle-ci n'entraîne presque jamais les conséquences redoutables de la vérole proprement dite; c'est en quelque sorte une *fausse vérole*, ne manifestant jamais sa présence dans l'économie par une infection générale, à moins de complication de chancre. Aussi la chaudepisse peut-elle être produite par toutes les causes stimulantes, irritantes, aussi bien que par le virus syphilitique ou vérolique : l'abus seul des plaisirs vénériens et des boissons, la masturbation ou les habitudes solitaires (1), l'introduction de matières âcres et irritantes dans le canal qui donne issue à l'urine, une équitation prolongée, la présence d'une pierre dans la vessie, des rapports avec une femme saine quand elle voit en blanc ou qu'elle a ses mois, enfin la malpropreté; toutes ces causes peuvent également occasionner un écoulement, car, dans ces différents cas, la verge a été également irritée. Mais cette chaudepisse n'offre pas de gravité; elle est bénigne et peut disparaître au bout de quelques jours, souvent sans remède. Nous dirons, en passant, que les charlatans ne réussissent si bien que contre cette espèce d'écoulement.

On distingue une autre chaudepisse, beaucoup

(1) On ne saurait trop prévenir les jeunes gens des deux sexes des graves dangers auxquels ils s'exposent en se livrant à cette funeste habitude qu'ils ne contractent souvent que dans les colléges et les pensionnats. Une vieillesse précoce et flétrie, souvent des infirmités de toutes sortes, dans tous les cas une vie triste et misérable, souvent terminée promptement par une cruelle maladie ou par le suicide : voilà le sort qui attend les esclaves des plaisirs solitaires. Ces malheureux évitent avec soin tous les regards de peur de laisser voir sur leur face le cachet honteux que leur vice y a imprimé.

plus rare à la vérité, reconnaissant pour cause le virus syphilitique et offrant les mêmes dangers d'empoisonnement général que la vérole. C'est la chaudepisse *maligne*, *virulente* ou syphilitique, se manifestant toujours après un contact impur et s'accompagnant dans tous les cas de quelques chancres dans le canal de l'urine. Comme ces ulcères restent souvent inaperçus, quelques médecins les ont niés et ont admis une vérole comme conséquence d'une chaudepisse sans existence de chancres. M. Ricord a démontré la fausseté de cette opinion, la gravité de cette erreur. Il faut être bien convaincu que la chaudepisse bénigne et le chancre constituent deux maladies tout à fait distinctes, sous le rapport des causes, de la forme et des conséquences. Aussi, dans l'un et l'autre cas, le traitement doit-il être essentiellement différent.

Nous ferons connaître en peu de mots les phénomènes ordinaires de la chaudepisse. Cette maladie se manifeste ordinairement du deuxième au huitième jour, rarement plus tôt, mais quelquefois beaucoup plus tard. Elle débute par un sentiment de chatouillement et de constriction au bout de la *verge* (membre viril). Cette excitation n'a d'abord rien de pénible, mais devient, vers le deuxième ou troisième jour, une cuisson très-incommode.

Les bords de l'ouverture du *méat urinaire* (orifice du canal de l'urine) sont collés par une matière muqueuse suintant de l'intérieur du canal; il y a des besoins fréquents d'uriner, et l'expulsion des urines est accompagnée d'une douleur vive et brûlante qui a fait donner à cette maladie le nom vulgaire de *chaudepisse*. Il survient, surtout pendant la nuit, de fréquentes érections. Du sixième au huitième jour à peu près, l'écoulement devient plus abondant, s'épaissit, est opaque comme du lait, puis se colore en jaune et en vert. Les phénoménes inflammatoires persistent jusqu'au douzième, quinzième ou vingtième jour, puis ils décroissent; l'écoulement diminue, prend une teinte jaune, puis blanche, devient plus lié, plus visqueux, et disparaît enfin le plus ordinairement vers le trentième ou le quarantième jour. Tels sont les signes ordinaires de la chaudepisse. Nous ne parlerons point ici du traitement à lui opposer; car notre but est de le rendre inutile, en indiquant les moyens par lesquels on saura éviter cette maladie.

Moyens par lesquels se propage la vérole.

Lorsque cette maladie réveilla, pour la première fois, l'attention générale par son caractère contagieux, elle fut considérée comme pestilentielle, pouvant se communiquer avec rapidité par l'atmosphère, par le contact de la main, des vêtements d'un vérolé ; les réunions des fidèles dans les églises, les approches du tribunal de la pénitence étaient regardés comme des moyens fréquents de contagion ; aussi, croyait-on pouvoir citer, sans scandale, des observations de vérole faites sur de vertueux princes, sur de saints abbés, sur des prélats respectables (1).

(1) Ambroise Paré, chirurgien de charles IX, débarrassa son royal client d'une végétation syphilitique, et c'est surtout à cette cure que ce célèbre médecin protestant dut le bonheur d'échapper au massacre de la Saint-Barthélemy. Henry III, à son retour de Pologne, contracta cette maladie avec une courtisane de Venise. Au dire de Bayle et de Mézeray, la femme d'un marchand de fers communiqua la syphilis à François Ier, qui en mourut après en avoir longtemps souffert. Enfin le cardinal de Ségovie, le chanoine Ceutez et le pape Alexandre VI furent guéris de cette maladie par le médecin Pintor, etc., etc.

Mais on sait parfaitement aujourd'hui que la vérole ne se transmet d'un individu infecté à un individu sain que par *contact immédiat*, le plus souvent par le *coït* (rapprochement des deux sexes), quelquefois par l'application du virus syphilitique, du pus vérolique sur la peau dénudée ou sur une membrane *muqueuse*, c'est-à-dire sur cette peau mince, tendre et rosée qui tapisse les parties génitales, la bouche, etc. Aussi, les moyens les plus ordinaires de propagation de la vérole sont-ils les suivants :

1° *Union des deux sexes.* — C'est là, sans contredit le moyen de transmission le plus habituel; et si l'on voit la vérole débuter presque toujours par les parties sexuelles, il est facile de s'en rendre raison, car le contact prolongé de ces organes met le pus syphilitique dans les conditions les plus favorables pour y fixer son séjour; ce pus irrite facilement l'épiderme tendre et mince qui recouvre ces parties et ne tarde pas à y produire bientôt un mal analogue.

2° *Bouche.* — C'est une autre voie d'infection assez fréquente. Lorsqu'une personne a des chancres aux lèvres, à la langue, elle peut facilement communiquer son mal à un individu sain par des baisers lascifs sur la bouche ou sur les yeux.

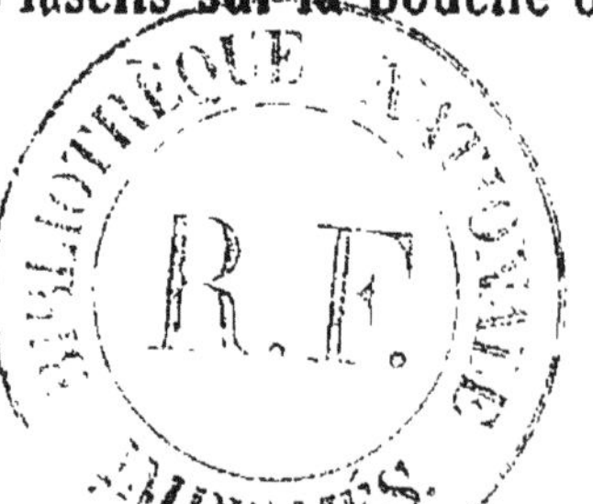

3° *Allaitement.* — Il n'est pas rare de trouver des enfants dont la bouche a infecté des nourrices, et des nourrices dont le sein malade a infecté des enfants. Aussi, l'examen d'une nourrice ou d'un nouveau né demande-t-il une attention particulière ; de graves conséquences pourraient résulter de cette omission.

4° *Hérédité.* — Un père ou une mère atteint de vérole constitutionnelle, malgré l'absence de toute manifestation de cette maladie, donnera le jour à un enfant affecté de vérole. Aussi, tout individu qui n'est pas guéri d'une vérole ou qui a des doutes à cet égard, doit-il consulter un homme de l'art avant de se marier.

5° Un objet quelconque peut être un intermédiaire de contagion. Ainsi, un verre, une cuiller, une pipe, communs à plusieurs personnes, ainsi que cela se voit assez fréquemment dans la classe du peuple, peuvent transmettre la vérole; mais il est nécessaire que le contact ait lieu immédiatement, que l'objet quitté par l'infecté ait été pris par une bouche saine à l'instant même, sans avoir été essuyé ni même posé.

Il y a des exemples bien positifs, bien constatés de ces différentes communications. Divers instruments, lancette, bistouri, rasoir, souillés de pus vérolique peuvent aussi communiquer la vérole, si on n'a pas eu soin de les essuyer préalablement.

6° Un homme, une femme, parfaitement sains d'ailleurs, peuvent servir de véhicule au virus syphilitique, sans en éprouver eux-mêmes la moindre atteinte : la plupart des médecins ont constaté ce fait. « Il est incontestable, dit M. Ricord, que des filles qui ont vu des hommes infectés et qui ont eu des rapports avec d'autres hommes sains, sans être devenues elles-mêmes malades, ont pu infecter ces derniers en servant de véhicule, cas que j'ai été à même de vérifier, et qui, s'ils n'étaient pas communs, pourraient faire croire au développement spontané de la vérole entre personnes saines. » Il ajoute : « Voici un fait qui s'est tout récemment présenté à mon observation : un jeune homme eut des rapports avec une femme affectée de chancres ; il eut, le même jour, des relations avec sa maîtresse habituelle, qui fut infectée de la même maladie, sans que lui-même en fut atteint. » Nous donnerons l'explication de ce fait, qui n'est pas aussi rare qu'on veut le croire, dans la partie de ce travail où nous traiterons des moyens préservatifs de la vérole.

7° Le pus syphilitique déposé sur une peau saine ne donne pas la vérole, car cette peau est trop serrée, l'épiderme est trop épais pour que le virus puisse pénétrer; il n'en serait pas de même s'il y avait de petits ulcères, une simple excoriation.

Les étudiants, dans les hôpitaux, en pansant des chancres, les chirurgiens en ouvrant des dépôts vénériens, surtout les accoucheurs et les sages-femmes en constatant la grossesse et en facilitant le travail de l'accouchement, sont exposés à prendre la vérole dont les malades sont quelquefois atteints, toutes les fois que leurs mains, leurs doigts, offrent une surface où la peau est dénudée, déchirée, excoriée.

Mode de production de la vérole.

Inconnu dans son essence, comme la vaccine, le virus *syphilitique*, ou virus de la vérole, se trouve dans le pus du chancre. Quelle que soit la partie du corps où la vérole se déclare, elle provient toujours de la même source, d'une autre vérole, du pus d'un chancre qui renfreme le virus syphilitique, de même que la bave d'un chien enragé renferme le virus rabique. En indiquant les différents moyens de propagation de la maladie qui nous occupe, nous avons dit que presque toujours le pus chancreux était déposé sur les organes de la génération dans les rapports sexuels. Ce pus, qui est un irritant puissant, détermine, s'il n'est point enlevé à temps, de la même manière et plus ou moins promptement chez tous les individus, selon que la partie infectée est plus ou moins délicate et le virus plus ou moins énergique, un travail inflammatoire qui se révèle ordinairement, comme nous l'avons déjà dit, du troisième au sixième jour, par des picotements et une chaleur mordicante, suivis de la formation d'un petit bouton, et enfin d'un ulcère, d'un chancre qui devient une nouvelle source de virus syphilitique. « Il reste établi par l'expérience, dit M. Ricord, que le chancre, quel que soit son siége, est la conséquence d'un pus spécial que lui seul secrète, et qui, comme on l'a dit avec tant de raison, véritable levain, ferment spécial, reproduit une maladie identique partout où il est convenablement déposé. »

Enfin, au bout de quelque temps, jamais avant le sixième jour, si ce mal local n'est pas détruit d'après les moyens qui seront bientôt indiqués, le virus est promptement absorbé, infecte l'économie tout entière et amène tous les funestes accidents de la vérole constitutionnelle. Ces divers phénomènes ont été énumérés au commencement du premier chapitre; il est donc maintenant inutile d'y insister.

Le mode de formation de la chaudepisse s'explique par le même mécanisme. Toute substance irritante introduite dans le canal de l'urine (*urètre*) ne tarde pas à y déterminer, selon l'irritabilité de cette région, une inflammation plus ou moins vive; celle-ci, lorsqu'elle est intense, s'étend de l'orifice du canal à toute sa longueur, gagne souvent la vessie, se propage même jusqu'aux testicules, qui s'engorgent douloureusement.

Dans ce dernier cas, on a ce que vulgairement on appelle une chaudepisse tombée dans les bourses.

Si la matière qui donne lieu à l'irritation est du pus syphilitique, on aura une chaudepisse maligne, syphilitique, suivie des mêmes accidents que le chancre.

CHAPITRE II.

MOYENS PROPHYLACTIQUES OU PRÉSERVATIFS DE LA VÉROLE.

D'après les nombreuses expériences et les observations multipliées de M. Ricord et d'un grand nombre d'autres savants médecins, il reste aujourd'hui démontré, de la manière la plus évidente, que le pus du chancre reproduit fatalement le chancre partout où il est convenablement déposé. Il sera donc aisé de comprendre toute l'utilité des moyens simples et sûrs que nous allons indiquer et dont l'emploi pourra, dans tous les cas, si l'on y met un peu de bonne volonté, garantir du mal vénérien. Nous ne voulons tromper personne; nous n'avons nul intérêt à mentir; nous n'appelons pas un public crédule et ignorant à ces cabinets de consultations gratuites où les malades, bourrés de médicaments et de drogues qu'ils ont dû acheter bien cher chez un pharmacien compère, obtiennent, sinon l'allégement de leur mal, au moins celui de leur bourse.

Les moyens qui vont être exposés n'appartiennent pas à la catégorie de ces secrets merveilleux dont les charlatans se disent possesseurs, dans le but de profiter de l'enthousiasme que font naître trop souvent leurs annonces mensongères. Ils consistent simplement dans l'observation régulière et scrupuleuse des préceptes que nous allons donner, préceptes qui peuvent être suivis en tout temps et en tout lieu.

Lecteur, ne prolongez jamais vos rapports avec une personne suspecte, et, si vous apercevez sur ses lèvres ou sur sa langue des boutons ou des ulcères, ne vous livrez point à des baisers sur ces parties.

C'est surtout après l'accomplissement de l'acte que les moyens proposés dans ce chapitre deviendront réellement puissants, si vous avez soin de les employer minutieusement. Aussitôt donc après le coït, voici de quelle manière vous devez agir :

1° Hâtez-vous d'uriner, et pressez entre deux doigts le *gland*, c'est-à-dire le bout de votre *verge* (membre viril); l'urine ainsi maintenue un instant dans le canal (urètre), en sort brusquement par un jet, dès que la compression a cessé, après avoir balayé sur son passage tout ce qui aurait pu y rester de matière impure. Cette prompte émission de l'urine est indispensable pour éviter sûrement la chaudepisse, de quelque nature qu'elle soit. Il arrive souvent, en effet, que le méat urinaire, c'est-à-dire l'orifice du canal, reçoit un peu de la matière âcre et fétide qui mouille les parties sexuelles de la femme; cette matière irrite et enflamme une partie du canal, si on a la négligence de l'y laisser séjourner; d'où résulte inévitablement, comme nous l'avons déjà dit, un écoulement, une chaudepisse. La pratique de cette règle est nécessaire, et c'est en s'y conformant qu'un grand nombre d'individus de notre connaissance, après avoir vu des personnes infectées, se sont trouvés à l'abri de cette maladie.

Voici le second précepte à suivre :

2° Décalottez entièrement votre verge, en refoulant en arrière cette peau mobile qui recouvre le *gland*, c'est-à-dire l'extrémité du membre viril, de manière à n'y laisser aucun pli; lavez-vous ensuite avec soin; faites-vous des lotions alcalines, savonneuses ou chlorurées, suffisamment étendues, afin que ces liquides, sans agir comme substances irritantes, soient assez forts pour décomposer les matières morbides dont vous pourriez être souillé. A cet effet, on emploie avec avantage une solution d'extrait de saturne (eau blanche), l'eau de Cologne étendue d'eau, l'eau salée, l'eau de savon, l'eau vinaigrée, le vin, l'eau-de-vie, toutes choses qu'on peut se procurer toujours avec facilité. Nous le répétons, c'est surtout après l'acte, comme le recommande expressément M. Ricord, « qu'il faut redoubler les soins d'une propreté minutieuse, explorer chaque repli et ne rien laisser de douteux ; » qu'il faut enfin laver attentivement toutes les parties qui ont pu être souillées par le contact de la femme. Il est inutile de dire qu'il faut s'essuyer avec les mêmes soins minutieux.

Pour bien faire comprendre toute l'importance des moyens dont nous conseillons l'emploi, nous rappelons ici l'exemple remarquable déjà cité dans le chapitre où nous avons traité de la propagation de la vérole : il s'agit de ce jeune homme qui avait vu le même jour d'abord une femme affectée de chancres, puis sa maîtresse habituelle à laquelle il communiqua la vérole, sans que lui-même en éprouvât la moindre atteinte. Ce fait, assez singulier en apparence, s'explique cependant de la manière la plus simple. Le pus vérolique qui souillait les organes sexuels de la première femme s'était logé, pendant l'acte, sous le *prépuce*, c'est-à-dire, sous cette espèce de calotte, de peau mobile qui recouvre le gland (extrémité de la verge). Par les divers mouvements de frottement auxquels il se livra dans ses nouveaux rapports avec sa maîtresse, son membre viril se détergea, et le pus qu'il avait jusque-là recélé, déposé sur les parties génitales de cette seconde femme, y produisit des chancres, et, partant, la vérole. M. Ricord, qui a cité l'exemple que nous avons rapporté, fait remarquer que l'homme dont il est question ne s'était pas lavé après le coït, et que chez lui le prépuce était fort long, circonstances des plus favorables au séjour prolongé de la matière morbide et au développement d'une maladie vénérienne dans cette région.

Nous ne devons pas oublier de mentionner ici quelques états du *prépuce*, qui sont de véritables affections. Des adhérences partielles du prépuce au gland peuvent se montrer à la suite de chancres ou d'autres ulcères vicieusement cicatrisés; cette incommodité gêne l'accomplissement de l'acte vénérien et facilite singulièrement le séjour des liquides irritants sous le prépuce, par l'impossibilité où l'on se trouve de décalotter le gland et d'en entretenir la propreté. On fera bien, dans ce cas, de s'adresser à un chirurgien qui fera disparaître promptement ces adhérences.

Quelquefois le prépuce, resserré à son origine, c'est-à-dire à son ouverture, ne peut être ramené en arrière du gland. On distingue deux sortes de cette affection : celle qu'on apporte en naissant et celle qui se manifeste accidentellement. La première espèce seule exige ici quelques mots d'explication. Les Juifs en étaient probablement presque tous affectés du temps de Moïse, puisque ce législateur leur avait imposé, comme précepte religieux, la pratique de la circoncision, opération qui consiste à retrancher une partie du prépuce, afin de rendre possible son glissement sur le gland. Les individus qui présentent ce vice de conformation éprouvent communément de la gène dans l'émission des urines. Cette circonstance occasionne quelquefois de la douleur et de la rougeur à cette partie de la verge, donne lieu à la formation de calculs ou petites pierres entre le gland et son enveloppe, et surtout produit souvent des chaudepisses *bâtardes*, par suite de l'âcreté des urines retenues et des propriétés irritantes que contracte l'humeur qui humecte ces parties. C'est donc une incommodité très-gênante à laquelle on ne remédie complétement que par une opération qui d'ailleurs est très-simple.

Nous allons faire connaître le troisième précepte.

3o Si, pendant que vous vous lavez, vous apercevez sur vos parties génitales quelque déchirure ou une simple éraillure, si votre attention y est attirée, au moment du lavage, par une sensation de picotement, de brûlure particulière, vous devez immédiatement *cautériser* cette petite plaie, c'est-à-dire la brûler, en posant légèrement dessus une pierre infernale, lorsque vous pouvez en avoir à votre disposition, ou bien de la cendre de cigarre qu'on se procure toujours facilement; enfin, à défaut d'autre moyen, vous vous servirez de quelques gouttes de vinaigre pur ou d'un grain de sel que vous laisserez fondre sur la plaie : dans cette circonstance, un peu de négligence pourrait vous être funeste, car, nous l'avons déjà dit, le virus syphilitique, en contact immédiat avec une partie dénudée du corps, c'est-à-dire avec la chair vive, agit avec une effayante rapidité.

Ce précepte, dit M. Ricord, *me paraît d'une si grande importance, il doit avoir tant d'influence sur l'avenir des maladies vénériennes et sur leur diminution possible et si facile à obtenir, si l'on y mettait un peu de bonne volonté, que je voudrais presque, avec M. Ratier, qu'il fût affiché partout où l'on peut courir des dangers.*

4o Il est certaines circonstances, certains lieux dans lesquels on ne peut guère suivre les conseils que nous venons de donner. Mais, dans ces cas-là même, on peut toujours recourir à un moyen aussi précieux qu'efficace et dont l'emploi est des plus faciles.

Aussitôt après l'accomplissement de l'acte, tirez en avant le prépuce, c'est-à-dire cette peau qui enveloppe le gland ou extrémité de la verge; serrez-en le bout entre vos doigts et urinez assez pour le remplir et le gonfler d'urine; ce liquide s'insinue dans les replis de ce sac, délaie la matière nuisible qui aurait pu s'y fixer, détruit ses propriétes contagieuses et l'emporte avec lui quand vous venez à lâcher le prépuce. Découvrez ensuite, comme nous l'avons déjà prescrit, votre verge et essuyez-la minutieusement avec votre chemise ou tout autre linge. Ce précepte, si simple et si facile à suivre en tout temps et en tout lieu, est très-efficace.

5° Nous ne nous occuperons qu'en passant d'un moyen mécanique généralement en usage aujourd'hui, et qui serait incontestablement le plus sûr, s'il pouvait offrir toutes les garanties voulues. Nous voulons parler du *condom* ou *capote anglaise*, espèce de poche faite avec une partie des boyaux de certains animaux ou avec la vessie de jeunes agneaux préalablement desséchée, assouplie ensuite par le frottement dans un mélange de son et d'huile, et dont on se sert pour coiffer le membre viril, qui se trouve ainsi complétement à l'abri du pus vérolique; mais cette espèce de sachet est si mince, se rompt et se déplace si facilement, qu'employé seul il pourrait devenir funeste en inspirant une sécurité dangereuse, si son usage n'était secondé par les moyens précédemment énoncés toutes les fois qu'on pourrait avoir des doutes sur la propreté de la femme.

CHAPITRE III.

MOYEN DE DÉTRUIRE IMMÉDIATEMENT LA VÉROLE A SON DÉBUT.

Si les divers procédés que nous venons d'indiquer sont négligés ou mal appliqués, s'ils n'ont pas été employés avec toute la promptitude, tous les soins minutieux qui viennent d'être recommandés, la plupart des imprudents qui se seront exposés à la contagion de la vérole pourront bien être victimes de leur négligence, et, du troisième au sixième jour, rarement plus tard, ils verront se développer sur leurs organes sexuels ces petits boutons, ces ulcères que nous avons décrits à l'article *chancre*. Il faut donc se hâter d'y porter remède, et, à cet effet, il ne faut pas oublier cette vérité, cette loi fondamentale, qu'à son début la vérole est une maladie essentiellement locale, constituée seulement par cet ulcère caractéristique dont nous avons déjà entretenu le lecteur, et que ce *chancre*, comme le fait observer M. Ricord, *est à la vérole constitutionnelle ce qu'est la morsure du chien enragé à la rage;* par conséquent, si on a le soin de détruire ce chancre sur place, dans les trois, quatre, cinq premiers jours qui suivent l'application du virus syphilitique, on évitera infailliblement les terribles accidents d'une infection générale.

Chose étrange et malheureuse! s'écrie M. Ricord, *tandis que tout le monde est d'accord lorsqu'il s'agit d'un poison tout autre que le virus syphilitique, et qu'il n'est personne, par exemple, qui ne veuille arrêter sur place et à l'instant même le venin de la vipère; que les règles de l'art les plus formelles prescrivent d'attaquer, sans retard et avant les désordres généraux la morsure d'un animal enragé, pour le chancre, si analogue sous tant de rapports, dans son principe et ses conséquences, pour lui qui laisse encore plus de temps pour agir, des illusions faciles et malencontreuses, des théories absurdes et des raisonnements faux viennent, aidés de grands noms, jeter des doutes et de l'incertitude sur les moyens à lui opposer.*

Le chancre au début, continue M. Ricord, *quelle que soit la forme qu'il affecte, réclame impérieusement la méthode abortive*, c'est-à-dire sa destruction sur place.

Je soutiens, en faveur de ce précepte si important, ajoute l'illustre médecin de l'hôpital du Midi, *qu'il n'y a pas d'observation authentique d'ulcères qui, détruits avant les cinq premiers jours qui suivent un coït infectant ou tout autre mode de contagion, aient donné lieu ensuite à des symptômes secondaires, si toutefois ces ulcères existaient seuls et sans autres complications actuelles.*

Ainsi donc, dans les premiers jours qui suivent des rapports suspects, dès qu'on aperçoit sur les organes génitaux un bouton, une écorchure, un ulcère, quelle que soit leur nature, il faut les *cautériser*, c'est-à-dire les brûler assez profondément pour atteindre leur fond. Si on n'a eu affaire qu'à une plaie simple, non syphilitique, ce traitement, loin d'être nuisible, favorise sa cicatrisation; mais, si l'ulcère était syphilitique, combien ne doit-on pas s'applaudir d'une pareille conduite, puisqu'en détruisant le mal localement, on se trouve pour toujours à l'abri de tous les accidents qui auraient pu en résulter!

Est-il possible de comparer la douleur si légère, si passagère, causée par cette brûlure, aux conséquences funestes et presque inévitables d'un chancre négligé?

Il faut donc, sans retard, attaquer ce mal local, et, à cet effet, on doit se servir, de préférence, d'un bâton de *pierre infernale* qu'on a soin de faire glisser sur toutes les parties de la plaie; celle-ci devra être ensuite pansée avec un peu de charpie imbibée de vin aromatique ou simplement de vin rouge. Cette charpie sera renouvelée matin et soir jusqu'à la cicatrisation complète.

La cautérisation pratiquée de la manière indiquée, nous recommandons aux malades de s'examiner soigneusement les jours suivants; car, s'il est ordinaire de ne voir qu'un seul chancre, quelquefois l'on en voit plusieurs se développer successivement.

L'analogie et l'expérience démontrent que tout l'espoir du succès est fondé sur *l'opportunité* de la cautérisation et sur l'exactitude scrupuleuse avec laquelle elle est pratiquée. La plupart des malades, ignorant cette ressource, vont beaucoup trop tard consulter le médecin.

Il serait donc à désirer que les individus affectés de syphilis, sachant combien il y a d'avantage à combattre cette maladie dans les premiers jours de son apparition, n'y missent point de négligence et se soumissent à une méthode qui entre si bien dans leurs intérêts.

FIN.

EXTRAIT DU CATALOGUE.

LE MÉDECIN DES TRAVAILLEURS, enseignant les moyens de se préserver et de se guérir des maux qu'engendre l'exercice de chaque profession. Hygiène des artistes, artisans, savants, etc. Hygiène et médecine des familles, suivie des moyens d'administrer l'éther, par St.-Arroman, médecin. 1 vol. in-18 compacte. Prix : 1 fr.; franco, 1 fr. 50 c.

CÉLÉBRITÉS MÉDICALES ET CHIRURGICALES CONTEMPORAINES, grand in-18, avec portrait, 35 c. — En vente : MM. Larrey, Orfila, Velpeau, Magendie, Bréchet, Chomel et Ricord.

ÉTUDES HYGIÉNIQUES SUR LA SANTÉ, LA BEAUTÉ ET LE BONHEUR DES FEMMES, par V. Raymond, docteur en médecine de la Faculté de Paris. 1 vol. grand in-18. Prix : 2 fr. 50 c.

Influence de l'éducation, de la position sociale, des tempéraments, des saisons, des climats, de la nourriture et de la toilette. Equilibre des droits et des devoirs; satisfaction harmonique de l'âme, de l'intelligence et du corps. Moyens propres à prévenir et à guérir toutes les maladies nerveuses, les palpitations, les gastrites, l'embonpoint, la maigreur et tout ce qui peut nuire à la beauté de la peau et à celle des formes.

HISTOIRE DES EMBAUMEMENTS et de la préparation des pièces d'anatomie normale, d'anatomie pathologique et d'histoire naturelle, suivie de procédés nouveaux, par M. Gannal. 2e édition, revue et augmentée. 1 vol. in-8. Prix : 5 fr.

INFLUENCES DU TABAC SUR L'HOMME, précédées de l'Histoire du tabac; son commerce; des considérations relatives à sa culture, sa fabrication, sa vente et son régime de perception; suivi de ses actions vénéneuses et médicales, par Grenet, docteur de la Faculté de Paris. 1 vol. in-8. Prix : 3 fr.

MANUEL DES BAIGNEURS, précédé de l'Histoire des bains chez les peuples anciens et modernes ; emploi raisonné des bains chauds, froids, de vapeur, simples ou composés, et des eaux minérales ; suivi d'un Traité de natation, et d'une Revue des établissements de bains et des eaux minérales de France et de l'étranger, leurs propriétés curatives et les saisons spéciales à chaque source, par Raymond, docteur en médecine. 1 vol. in-12. Prix : 1 fr. 50

LA MÉDECINE EN MER, ou Guide médical pratique des capitaines au long cours, à l'usage des chirurgiens des navires du commerce et des gens du monde, par E. Dutouquet, docteur en médecine, membre de plusieurs sociétés savantes. 1 vol. in-8. Prix : 6 fr.

TRAITÉ DE TAXIDERMIE, ou l'Art de mégir, de parcheminer, d'empailler, de monter les peaux de tous les animaux ; de prendre, préparer et conserver les papillons et toutes les autres espèces d'insectes ; précédé des procédés Gannal. 4e édition, revue et augmentée. Prix : 1 fr.

MANUELS ARTISTIQUES ET INDUSTRIELS, mis à la portée de tout le monde, le 1er vol. contenant les 20 Traités suivants : de Géométrie, de Perspective, de Miniature, de Pastel, de Dessins en cheveux, de Peinture à l'huile, de Moulage et de coulage sur plâtre, bronze et nature, de Sculpture sur bois, pierre, marbre et albâtre, de Gravure en taille-douce, à l'eau-forte et sur bois, de Dorure, de la Fonte, du Fer, de l'Art nautique sur les rivières, côtes et bassins ; des Poids et Mesures ; suivis d'articles des plus utiles et des plus curieux, par M. Thénot, professeur de perspective ; 1 vol. in-18, avec planches, contenant la matière d'un in-8. Prix : 1 fr. ; par la poste : 1 fr. 50

Les 3 autres vol. in-18 complètent une Encyclopédie artistique des plus variées ; ils se vendent 1 fr. chaque, et 4 fr. les 4 vol.

PARIS. — IMP. DE POMMERET ET GUÉNOT, 2, RUE MIGNON.

www.ingramcontent.com/pod-product-compliance
Ingram Content Group UK Ltd.
Pitfield, Milton Keynes, MK11 3LW, UK
UKHW020459230726
13925UKWH00005B/2040

9 782014 038637